Libro de cocina instantánea vegana 2021

Una selección de deliciosas recetas integrales a base de plantas para su olla a presión para poner en marcha su salud

Julio Kern

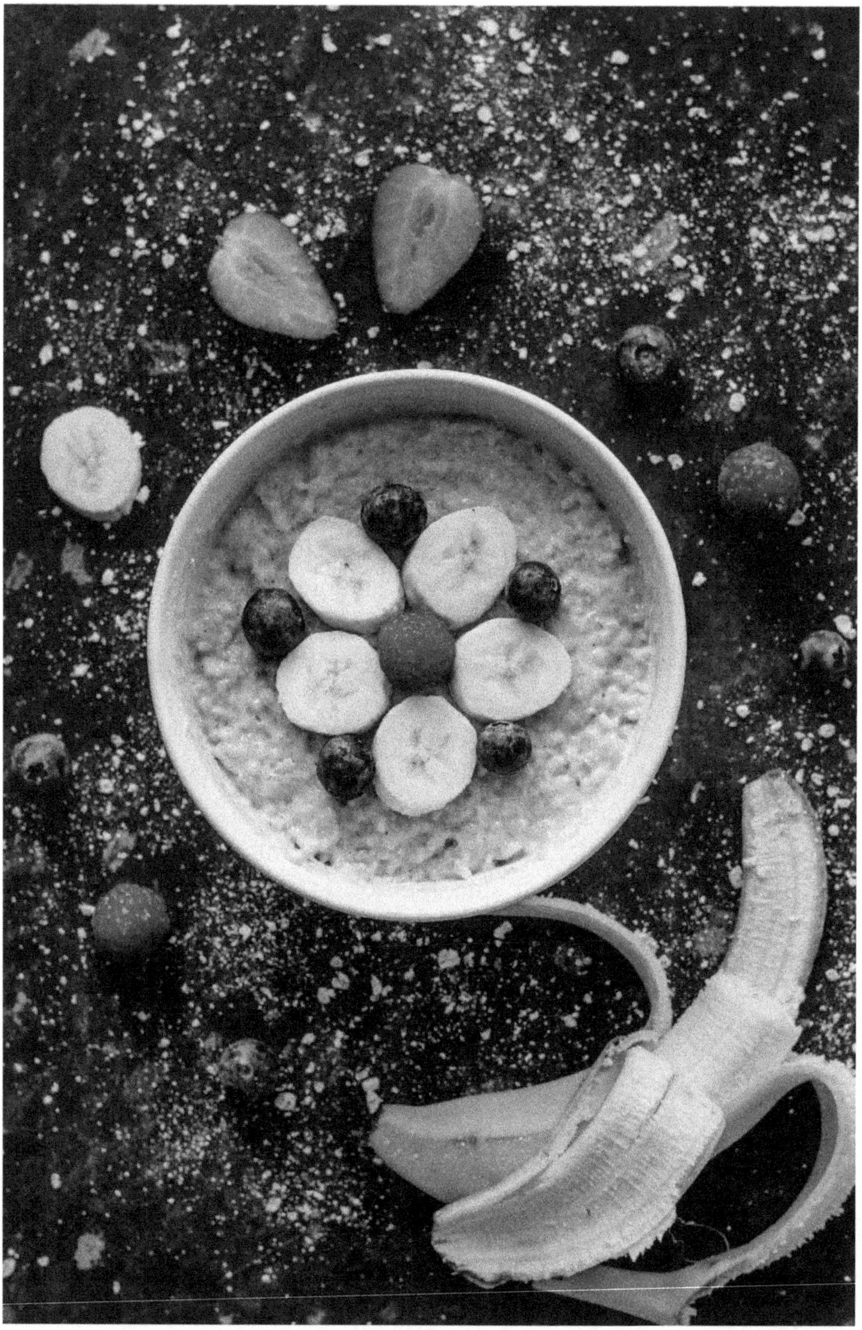

Índice de contenidos

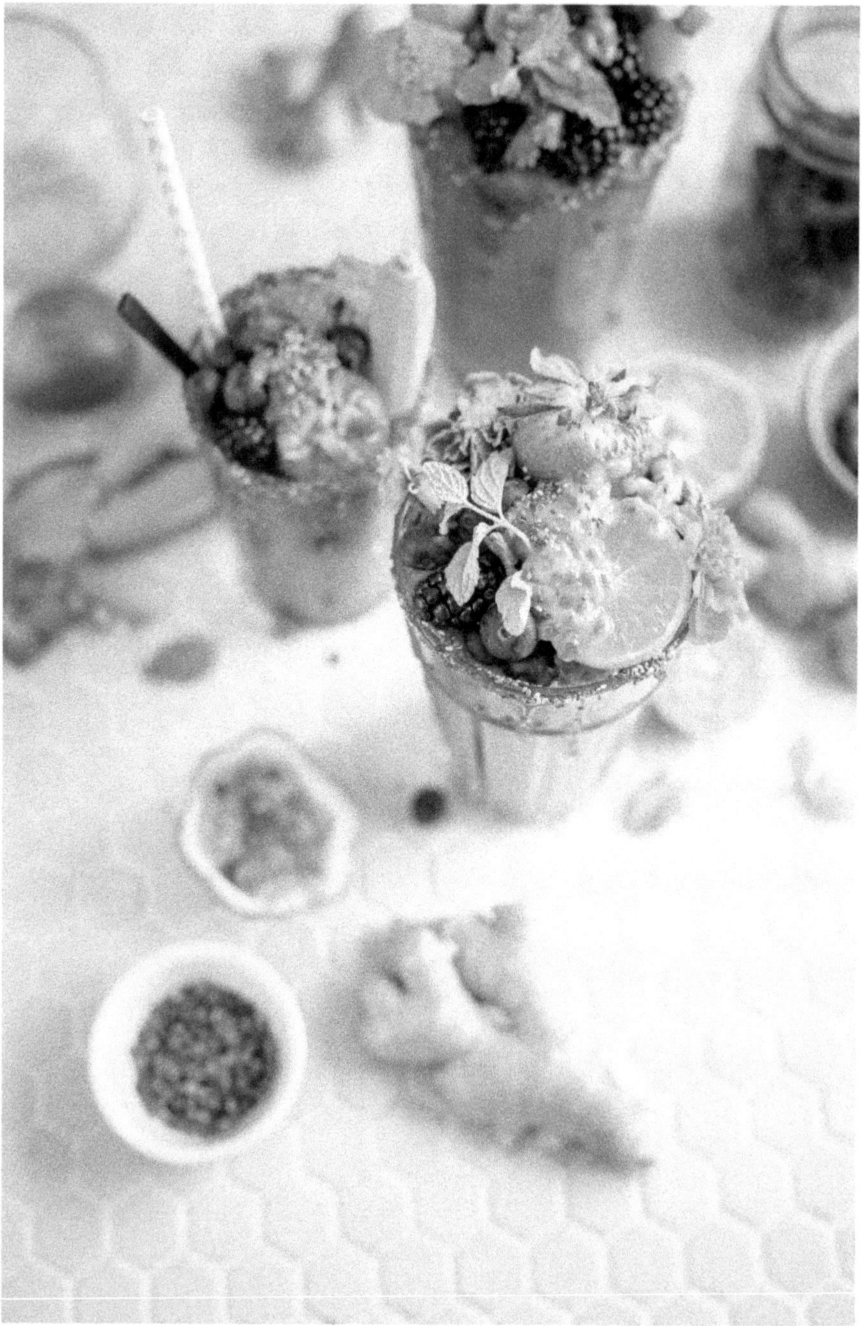

Introducción

Hoy en día el veganismo es una de las tendencias más populares en todo el mundo. Miles de personas prefieren rechazar los productos animales y seguir un estilo de vida natural. La dieta vegana comenzó su historia en el año 1944 y cinco años más tarde Leslie J Cross sugirió que se definiera el veganismo. Apoyó la idea de la emancipación de los animales de la explotación humana. A lo largo de los años la definición de veganismo se ha modificado y ahora se ha convertido en el estilo de vida que apoya la actitud respetuosa con los animales y la naturaleza en general.

El veganismo es el tipo de vegetarianismo que implica la restricción de la carne, las aves, el marisco y los productos lácteos. ¿Qué comen los veganos? La dieta vegana es muy variada. Hay un millón de recetas que pueden satisfacer los gustos más exigentes. Tartas, pasteles, tartas, guisos, curry... cada una de estas comidas está incluida en una dieta vegana. Sólo hay una condición: cada comida debe cocinarse con ingredientes de origen vegetal. Los veganos obtienen todas las vitaminas, minerales y proteínas vitales de las verduras, frutas, cereales, frutos secos y semillas.

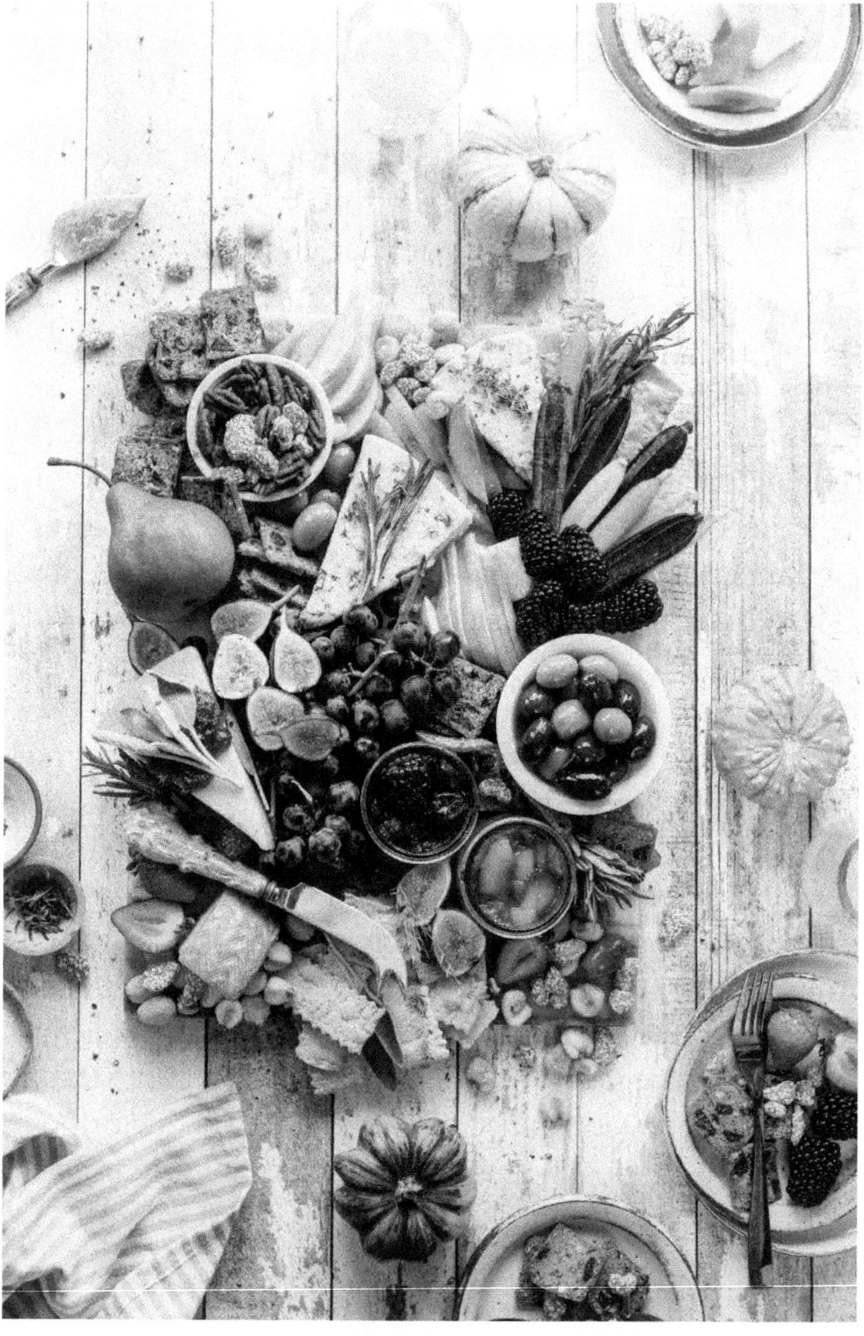

Desayuno

1. Avena de calabaza de bellota

Tiempo de preparación: 10 minutos **Tiempo de cocción:** 10 minutos **Raciones:** 2

Ingredientes:

- 1 calabaza de bellota, partida por la mitad 1 taza de avena
- 1 cucharada de chocolate
- 1 taza de agua caliente
- 1 cucharada de jarabe de arce
- 1 cucharadita de canela molida
- 1 cucharadita de crema de leche de coco
- 1 taza de agua, para cocinar

Direcciones:

1. Vierta agua en la olla instantánea y coloque la cesta de cocción al vapor.
2. Poner las mitades de calabaza de bellota dentro y cerrar la tapa.
3. Ponga el modo manual y cocine la verdura durante 5 minutos en Alto. A continuación, haga una liberación rápida de la presión.
4. Mientras tanto, mezcla la avena y el agua caliente en el bol. Cierra la tapa y déjalo durante 10 minutos.
5. Cuando las mitades de calabaza de bellota estén cocidas, colóquelas en el plato de servir.
6. Derretir el chocolate.
7. Mezclar la harina de avena cocida con la crema de leche de coco.

8. Pásalo al interior de las mitades de calabaza.
9. A continuación, espolvorear con chocolate derretido, jarabe de arce y canela molida.

Valor nutricional/porción: calorías 306, grasa 4,9, fibra 9,2, carbohidratos 62,1, proteínas 7.7

2. Gachas de avena con miso

Tiempo de preparación 30 minutos **Tiempo de cocción:** 4 minutos **Raciones:** 4

Ingredientes:

- 1 taza de avena cortada al acero
- 1 cucharadita de pasta de miso
- 1 cucharada de tahini
- ½ aguacate pelado
- ½ cucharadita de levadura nutricional
- 2 tazas de leche de almendras
- cucharadita de cebollino picado

Dirigencias:

1. Mezclar la leche de almendras, la levadura nutricional y el tahini.
2. A continuación, vierte el líquido en el bol

de la olla instantánea.

3. Añadir la avena cortada y remover suavemente. Cerrar la tapa.
4. Enfriar la avena a alta presión durante 4 minutos.
5. A continuación, deje que se libere la presión de forma natural durante 25 minutos.
6. Mientras tanto, triturar bien el aguacate.
7. Añadir la pasta de miso y el cebollino. Remover hasta que esté suave.
8. Poner la avena cocida en el bol y añadir el puré de aguacate. Remover con cuidado.

Valor nutricional/porción: calorías 394, grasa 36,4, fibra 5,9, carbohidratos 16,9, proteínas 5,7

3. Trigo sarraceno con nueces

Tiempo de preparación: 20 minutos **Tiempo de cocción:** 5 minutos **Raciones:** 6

Ingredientes:

- 2 tazas de trigo sarraceno
- ¼ de taza de nueces picadas
- 1 cucharada de pasas picadas
- 1 cucharadita de extracto de vainilla
- 4 cucharadas de jarabe de arce
- 2 tazas de agua
- 2 tazas de leche de coco

Direcciones:

1. Poner el trigo sarraceno en la olla instantánea.
2. Añadir el extracto de vainilla, el agua y la

leche de coco.

3. Cierre la tapa y ajuste el modo manual (alta presión).

4. Cocer el trigo sarraceno durante 5 minutos. A continuación, deje que se libere la presión natural durante 20 minutos.

5. Añadir las pasas, el jarabe de arce y las nueces picadas en el trigo sarraceno y remover bien antes de servir.

Valor nutricional/porción: calorías 468, grasa 26, fibra 8,2, carbohidratos 56,2, proteínas

10.1

4. Arroz con leche

Tiempo de preparación: 20 minutos **Tiempo de cocción:** 8 minutos **Raciones:** 4

Ingredientes:

- 1 ½ taza de arroz
- 3 tazas de leche de arroz
- 1 cucharada de harina común
- 2 cucharadas de azúcar
- ¼ de cucharadita de cúrcuma
- 1 cucharadita de extracto de vainilla

Direcciones:

1. En el bol de la batidora, combine ½ taza de leche de arroz y la harina de uso general.
2. Añadir el azúcar, la cúrcuma y el extracto de vainilla.

3. Luego viértelo en el bol de la olla instantánea.
4. Añadir el arroz, el azúcar y el resto de la leche de arroz. Remover suavemente.
5. Cierre la tapa y ajuste el modo manual (alta presión).
6. Cocer el arroz con leche durante 8 minutos.
7. A continuación, deje que se libere la presión de forma natural durante 20 minutos.
8. Abrir la tapa y remover el arroz con leche

- debe tener una textura suave pero espesa.

Valor nutricional/porción: calorías 376, grasa 2, fibra 1, carbohidratos 81,8, proteínas 5,5

5. Pudín de tapioca

Tiempo de preparación: 10 minutos **Tiempo de cocción:** 10 minutos **Raciones:** 5

Ingredientes:

- ½ taza de tapioca
- 3 tazas de leche de coco
- 3 cucharadas de azúcar moreno
- ½ cucharadita de canela molida
- 1 cucharadita de almidón de maíz
- 1 cucharadita de mantequilla de almendras

Direcciones:

1. Combinar la leche de coco y la maicena. Bata la mezcla hasta que esté suave.
2. A continuación, vierta el líquido en la olla instantánea.

3. Añade la tapioca, el azúcar moreno, la canela molida y la mantequilla de almendras. Remover.

4. Cierre la tapa y cocine el budín en modo manual (alta presión) durante 10 minutos.

5. A continuación, haga una liberación rápida de la presión y abra la tapa. Revuelva bien el pudín.

6. Cerrar la tapa y dejar enfriar hasta la temperatura ambiente antes de servir.

Valor nutricional/porción: calorías 428, grasa 36,1, fibra 3,8, carbohidratos 28, proteínas

4

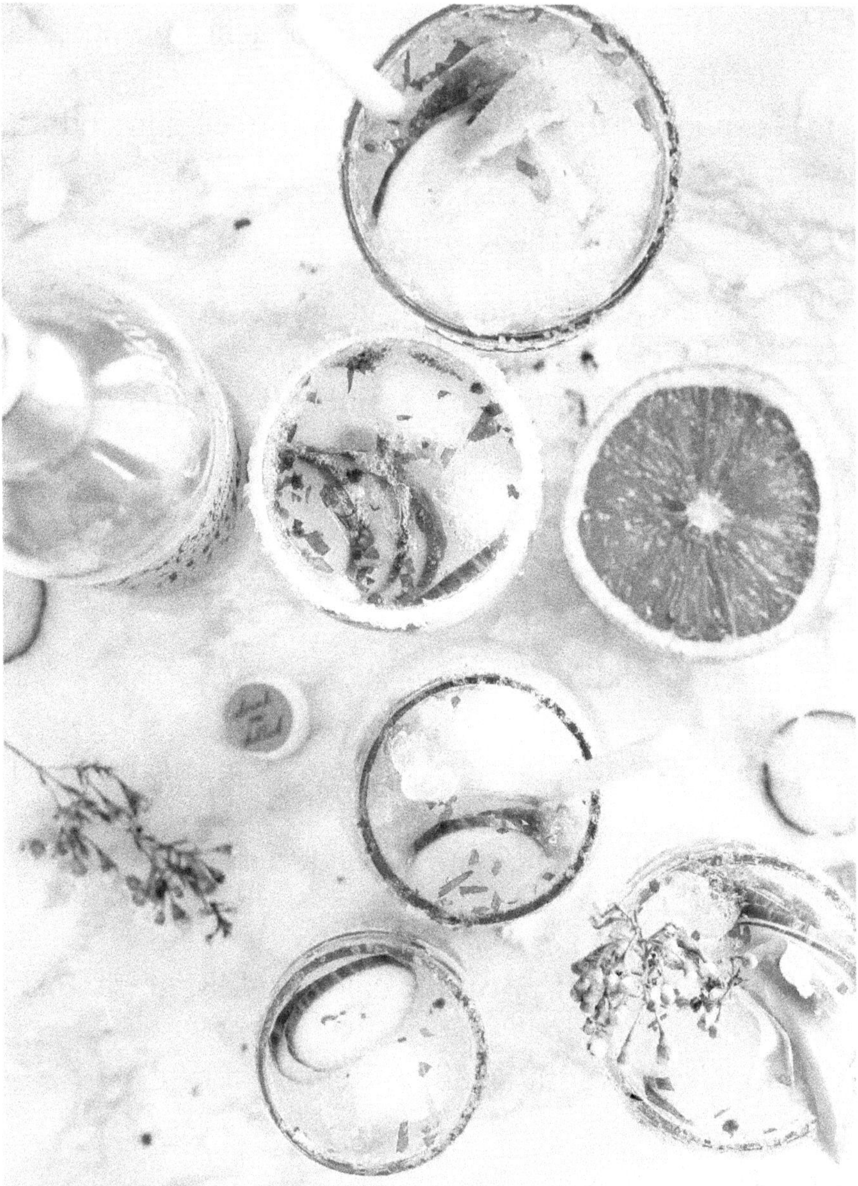

Hamburguesas y hamburguesas

6. Hamburguesa de Tempeh

Tiempo de preparación: 15 minutos **Tiempo de cocción:** 11 minutos **Raciones:** 5

Ingredientes:

- 10 oz de tempeh
- 1 zanahoria pelada
- 4 cucharadas de avena
- ¼ de cucharadita de ajo picado
- 1 cucharadita de cebolla en polvo
- ½ cucharadita de sal
- 2 onzas de frijoles negros, enlatados

- 1 cucharada de salsa de tomate
- 1 cucharadita de jarabe de oro
- ½ taza de agua, para cocinar

Direcciones:

1. Corta el tempeh en trozos y colócalo en la rejilla de la vaporera.
2. Vierte agua en la olla instantánea e introduce la rejilla de cocción al vapor con el tempeh.
3. Cierre la tapa y cocine en modo manual (alta presión) durante 7 minutos. A continuación, utilice la liberación rápida de la presión.
4. Mientras tanto, picar la zanahoria y ponerla en el procesador de alimentos.

5. Añade el ajo picado, la cebolla en polvo de avena, la sal, las alubias enlatadas, la salsa de tomate y el sirope dorado.
6. Mezclar la mezcla durante 2 o 3 minutos.
7. A continuación, añade el tempeh cocido y sigue batiendo durante 1 minuto más. La textura final de la mezcla no debe ser demasiado suave.
8. Utilice el molde para hamburguesas y haga hamburguesas. Congélalas hasta que estén sólidas.
9. A continuación, envuelva cada hamburguesa en papel de aluminio o utilice papel antiadherente y colóquela en el recipiente limpio de la olla instantánea.
10. Cocine las hamburguesas a fuego

alto (modo manual) durante 4 minutos. A continuación, deje que se libere la presión natural durante 10 minutos.

Valor nutricional/porción: calorías 175, grasa 6,6, fibra 2,5, carbohidratos 18, proteínas

13.7

7. Hamburguesa de calabaza

Preparación: 10 minutos **Cocción:** 3 minutos

Raciones: 2

Ingredientes:

- 2 panes de hamburguesa 1 cucharada de semillas de calabaza
- 1 cucharada de calabaza en polvo
- 3 cucharadas de puré de calabaza
- 2 cucharadas de pan rallado
- ½ cucharadita de copos de chile
- 1 cucharadita de cúrcuma
- 1 cucharada de harina de lino
- 3 cucharadas de agua caliente

Direcciones:

1. En el bol de la batidora, combinar la

harina de lino y el agua caliente. Bate la mezcla y añade la calabaza en polvo, el puré de calabaza, el pan rallado, los copos de chile y la cúrcuma.

2. Mezclar la mezcla. Añadir las semillas de calabaza.
3. Con la ayuda del molde para hamburguesas, haz 2 hamburguesas.
4. Colóquelos en el recipiente de la olla instantánea y cierre la tapa.
5. Poner el modo manual (alta presión) y cocinar durante 3 minutos.
6. A continuación, utilice la liberación rápida de la presión y abra la tapa.
7. Rellena los panecillos de hamburguesa

con las hamburguesas de calabaza.

Valor nutricional/porción: calorías 197, grasa 5,6, fibra 3,3, carbohidratos 30,5, proteínas 7,2

8. Empanadas de manzana

Tiempo de preparación: 10 minutos **Tiempo de cocción:** 6 minutos **Raciones:** 4

Ingredientes:

- 2 manzanas granny smith
- 3 cucharadas de harina de trigo
- ½ cucharadita de levadura en polvo
- 1 cucharada de azúcar
- 1 cucharadita de extracto de vainilla
- 1 cucharadita de aceite de oliva

Direcciones:

1. Lavar las manzanas, rallarlas y ponerlas en el bol de la batidora.
2. Añadir la harina de trigo, la levadura en polvo, el azúcar y el extracto de vainilla.

3. Con la ayuda de la cuchara mezclar la mezcla hasta que sea homogénea. Dejar reposar.
4. Mientras tanto, pon el modo Saute y precalienta la olla instantánea.
5. Vierta el aceite de oliva en la olla instantánea.
6. Con la ayuda de la cuchara haz hamburguesas con la mezcla de manzana y ponlas en la olla instantánea.
7. Saltear las hamburguesas durante 3 minutos por cada lado o hasta que estén doradas.

Valor nutricional/porción: calorías 104, grasa 1,4, fibra 2,9, carbohidratos 23,3, proteínas

0.9

9. Hamburguesa de calabaza

Tiempo de preparación: 10 minutos **Tiempo de cocción:** 15 minutos **Raciones:** 4

Ingredientes:

- 10 onzas de calabaza hervida
- ¼ de taza de garbanzos cocidos
- 1 cucharada de perejil fresco picado
- 1/3 de taza de quinoa, remojada
- 1 taza de caldo de verduras
- 3 cucharadas de harina de lino
- 2 cucharadas de harina de trigo
- 1 cucharadita de sal
- 1 cucharadita de pimentón ahumado
- 1 cucharadita de pimienta negra molida
- 1 cucharadita de ajo picado

- 1 cucharada de aceite de oliva

Direcciones:

1. Vierte el caldo de verduras en la olla instantánea. Añade la quinoa y cierra el tapa.
2. Cocínelo en modo manual (alta presión) durante 8 minutos. Utilice la liberación rápida de la presión.
3. Mientras tanto, en el bol de la batidora, combine los garbanzos, el perejil, la harina de lino, la harina de trigo, la sal, el pimentón ahumado, la pimienta negra molida, la calabaza y el ajo picado.
4. Añadir la quinoa cocida y mezclar bien la mezcla con la ayuda de las yemas de los dedos.

5. Luego haz cuatro hamburguesas y colócalas en la olla instantánea.
6. Añade aceite de oliva y saltéalas durante 5 minutos. A continuación, dar la vuelta a las hamburguesas por otro lado y cocinarlas durante 2 minutos más.

Valor nutricional/porción: calorías 210, grasa 7,6, fibra 6,6, carbohidratos 30,6, proteínas

8.1

10. Hamburguesa de garbanzos

Tiempo de preparación: 10 minutos **Tiempo de cocción:** 13 minutos **Raciones:** 5

Ingredientes:

- 1 ½ taza de garbanzos, remojados
- 5 tazas de agua
- 1 hoja de laurel
- 1 cucharadita de comino molido
- ½ cucharadita de cilantro molido
- 1 cucharadita de cebolla en polvo
- 1/3 de cucharadita de ajo en polvo
- 1 cucharadita de copos de chile

Direcciones:

1. Poner los garbanzos en la olla instantánea junto con el agua. Añade la hoja de laurel.

2. Cierre la tapa, ponga el modo manual (alta presión) y cocine durante 15 minutos. Haga una liberación rápida de la presión.

3. Mientras tanto, en el bol de la batidora mezcle el comino molido, el cilantro molido, la cebolla en polvo, el ajo en polvo y los copos de chile.

4. Cuando los garbanzos estén cocidos, cuélelos y retire la hoja de laurel.

5. Añadir los garbanzos en el recipiente de las especias y aplastar suavemente con la ayuda de la cuchara. Remover la mezcla.

6. Haz las hamburguesas de tamaño medio y rocíalas con aceite de oliva. Envuelve las hamburguesas en el papel de aluminio.

7. Colóquelos en la olla instantánea y cierre la tapa.
8. Ponga el modo manual (alta presión) y cocine durante 3 minutos. A continuación, deje que se libere la presión de forma natural durante 10 minutos.
9. Saque las hamburguesas del papel de aluminio.

Valor nutricional/porción: calorías 223, grasa 3,7, fibra 10,6, carbohidratos 37,3,

proteína 11,8

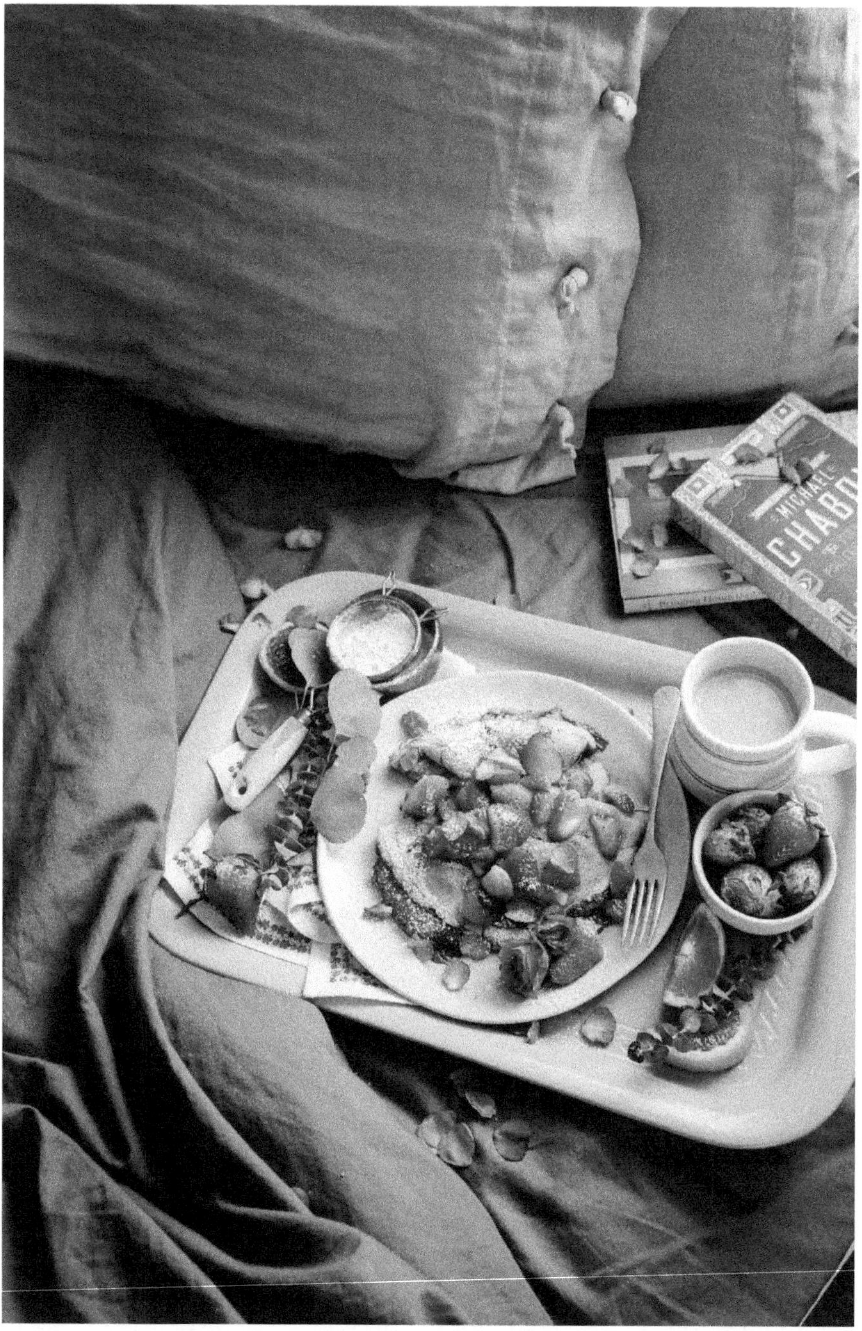

Platos de acompañamiento

11. Espaguetis al ajo

Tiempo de preparación: 15 minutos **Tiempo de cocción:** 10 minutos **Raciones:** 4

Ingredientes:

- 1 cucharadita de ajo picado
- 1 cucharadita de cebolla en polvo
- ½ cucharadita de copos de chile
- 1 cucharadita de vinagre de sidra de manzana
- 1 libra de calabaza espagueti, cortada por la mitad y sin semillas 1 cucharada de condimento italiano
- 1 taza de agua, para cocinar

Direcciones:

1. Vierta agua en la olla instantánea e inserte la rejilla para cocinar al vapor.
2. Coloque los espaguetis en la rejilla y cierre la tapa.
3. Cocínelo a fuego alto durante 10 minutos.

Luego deje que se libere la presión natural durante 5 minutos.

4. Comprobar si los espaguetis están blandos

y desmenuzar la carne con la ayuda de un tenedor.

5. Poner la calabaza desmenuzada en el bol.
6. Para servir la calabaza, añade cebolla en

polvo, ajo picado, copos de chile, vinagre de sidra de manzana y condimento italiano. Mézclalo todo.

Valor nutricional/porción: calorías 49, grasa 1,7, fibra 0, carbohidratos 9, proteínas 0,8

12. Patata asada

Tiempo de preparación: 10 minutos **Tiempo de cocción:** 11 minutos **Raciones:** 2

Ingredientes:

- 2 patatas
- 2 cucharaditas de mayonesa vegana
- 1 cucharadita de cebollino picado
- ½ taza de agua

Direcciones:

1. Vierta agua en la olla instantánea e inserte la rejilla para cocinar al vapor.
2. Poner las patatas en la rejilla y cerrar la tapa.
3. Ponga el modo manual (alta presión) y cocine durante 11 minutos. A continuación,

utilice la liberación rápida de la presión.

4. Poner las patatas en el plato y cortarlas en mitades.
5. Espolvorearlas con mayonesa y cebollino.

Valor nutricional/porción: calorías 159, grasa 1,4, fibra 5,1, carbohidratos 33,8, proteínas 3.6

13. Puré de manzana vegano

Tiempo de preparación: 10 minutos **Tiempo de cocción:** 10 minutos **Raciones:** 4

Ingredientes:

- 5 manzanas
- 1/3 de taza de agua
- 1 cucharadita de canela molida
- ¼ de cucharadita de extracto de vainilla

Direcciones:

1. Pelar las manzanas y quitarles las semillas.
2. Poner las manzanas en la olla instantánea y espolvorear con canela molida, extracto de vainilla y agua.
3. Cierre la tapa y cocine en modo manual

(alta presión) durante 10 minutos.

4. Después de esto, utilice la liberación rápida de la presión.
5. Pasar la mezcla a la batidora y batir hasta que quede suave.
6. Coloque la compota de manzana en el tarro de cristal y déjela reposar en la nevera durante 30 minutos antes de servirla.

Valor nutricional/porción: calorías 147, grasa 0,5, fibra 7,1, carbohidratos 39, proteínas

0.8

14. Arroz mexicano

Tiempo de preparación: 10 minutos **Tiempo de cocción:** 8 minutos **Raciones:** 4

Ingredientes:

- 1 taza de arroz de grano largo
- 1 cucharada de pasta de tomate
- ¼ de taza de granos de maíz en conserva
- 1 cucharadita de pimentón ahumado
- 1 cucharadita de copos de chile
- 1 cucharadita de sal
- 2 tazas de caldo de verduras
- 1 zanahoria picada
- 2 cucharadas de aceite de oliva

1. Vierte el aceite de oliva en la olla instantánea y pon el modo Saute.

2. Añade el arroz y empieza a cocinarlo.
3. Agregue las hojuelas de chile, la sal y ¼ de taza de caldo de verduras. Revuelva.
4. Añadir la pasta de tomate y remover hasta que el arroz adquiera el color rojo.
5. A continuación, añada los granos de maíz, el pimentón ahumado, la zanahoria y todo el caldo de verduras restante.
6. Ajuste el modo manual (alta presión) y cierre la tapa. Séllela.
7. Cocer el arroz durante 4 minutos. Utilice la liberación rápida de la presión.

Valor nutricional/porción: calorías 267, grasa 8,2, fibra 1,6, carbohidratos 41,8, proteínas

6.4

15. Polenta

Tiempo de preparación: 5 minutos **Tiempo de cocción:** 8 minutos **Raciones:** 5

Ingredientes:

- 1 taza de polenta
- 4 tazas de caldo de verduras
- 2 cucharadas de leche de coco
- ½ cucharadita de pimienta negra molida
- 1 cucharadita de sal

Direcciones:

1. Bata la polenta y el caldo de verduras.
2. Vierta la mezcla en la olla instantánea. Añade la sal.
3. Cierre la tapa y cocine en modo manual (alta presión) durante 8 minutos. Utilice la

liberación rápida de la presión/

4. Poner la polenta cocida en el bol y remover bien. Es necesario obtener la textura cremosa de la comida.

5. Añadir pimienta negra molida y leche de coco. Remover antes de servir.

Valor nutricional/porción: calorías 156, grasa 2,8, fibra 1, carbohidratos 25,5, proteínas

6.3

Cereales y pasta

16. Gachas de amaranto y plátano

Tiempo de preparación: 10 minutos **Tiempo de cocción:** 6 minutos **Raciones:** 4

Ingredientes:

- 1 ½ taza de amaranto
- 1 taza de leche de almendras
- 2 tazas de agua
- 2 plátanos, pelados y cortados en rodajas
- ¼detaza de azúcar moreno
- 1 cucharadita de extracto de vainilla
- 1 cucharadita de mantequilla de almendras

Direcciones:

11. Coloca el amaranto, la leche de

almendras y el agua en la olla instantánea.

12. Añadir el azúcar y la mantequilla de almendras, cerrar y sellar la tapa.

13. Cocine el amaranto durante 6 minutos en modo manual (alta presión).

14. A continuación, utilice la liberación rápida de la presión.

15. Abra la tapa y añada el extracto de vainilla. Mezclar bien.

16. Pasar las gachas a los cuencos de servir y decorar con rodajas de plátano.

Valor nutricional/porción: calorías 526, grasa 21,5, fibra 10,1, carbohidratos 75, proteínas

13.4

17. Receta básica de amaranto

Tiempo de preparación: 5 minutos **Tiempo de cocción:** 6 minutos **Raciones:** 2

Ingredientes:

- ½taza de amaranto • 1 taza de agua
- ½cucharadita de sal

Direcciones:

8. Poner todos los ingredientes en el bol de la olla instantánea.
9. Cierre y selle la tapa. Ajuste el modo manual (alta presión).
10. Cocine el amaranto durante 6 minutos. A continuación, utilice la liberación rápida de la presión.

Valor nutricional/porción: calorías 182, grasa 3,2,

fibra 4,5, carbohidratos 32,3, proteínas7

18. Gachas multicereales

Tiempo de preparación: 5 minutos **Tiempo de cocción** 30 minutos **Raciones:** 4

Ingredientes:

- ¼ de taza de alubias rojas, remojadas
- 1/3 de taza de frijoles negros, remojados
- 1/3 de taza de arroz integral
- 1 cucharadita de sal
- ¼ de taza de cebada
- 4 tazas de agua

Direcciones:

8. Coloca los frijoles rojos y negros en la olla instantánea.
9. Añadir el arroz integral, la sal, la cebada y el agua.

10. Cierre la tapa y programe el modo Chili durante 30 minutos.
11. Cuando la comida esté cocida, mézclela con cuidado.

Valor nutricional/porción: calorías 192, grasa 1, fibra 6,7, carbohidratos 37,6, proteínas

8.7

19. Alforfón verde

Tiempo de preparación: 5 minutos **Tiempo de cocción:** 9 minutos **Raciones:** 4

Ingredientes:

- 2 tazas de trigo sarraceno verde
- 1 cucharada de mantequilla de almendras
- ½cucharadita de cúrcuma
- 1 cucharadita de pimentón
- 2 tazas de caldo de verduras
- 1 cucharadita de sal

Direcciones:

7. Coloca la mantequilla de almendras en la olla instantánea y precaliéntala en modo Saute.

8. A continuación, añada el trigo sarraceno verde y espolvoréelo con cúrcuma, pimentón y

sal. Remover suavemente.

9. Saltear el trigo sarraceno durante 5 minutos.

10. Añada el caldo de verduras, cierre y selle la tapa. Poner el modo Arroz (Alta presión).

11. Cocer el trigo sarraceno durante 4 minutos. Utilice la liberación rápida de la presión.

Valor nutricional/porción: calorías 122, grasa 3,6, fibra 2,8, carbohidratos 17, proteínas

5.8

20. Fideos de arroz al balsámico

Tiempo de preparación: 10 minutos **Tiempo de cocción:** 2 minutos **Raciones:** 4

Ingredientes:

- 10 onzas de fideos de arroz
- 1 cucharada de vinagre balsámico
- 1 cucharadita de aceite de oliva
- 1 cucharada de salsa tamari
- ½cucharadita de ajo picado
- 1 cucharadita de jengibre picado
- 1 ½ taza de agua
- ½cucharadita de sriracha

Direcciones:

10. Bata el vinagre balsámico, el aceite de oliva, la salsa tamari, el ajo picado, el

jengibre y la sriracha.

11. Coloca los fideos de arroz en la olla instantánea.

12. Mezclar la mezcla de vinagre balsámico y el agua y transferir el líquido en la olla instantánea.

13. Cierre y selle la tapa.

14. Poner el modo manual (alta presión) y cocinar una comida durante 2 minutos.

15. Pasar los fideos de arroz cocidos a los cuencos de servir con ½ parte del líquido.

Valor nutricional/porción: calorías 94, grasa 1,3, fibra 0,8, carbohidratos 18,7, proteínas

1.2

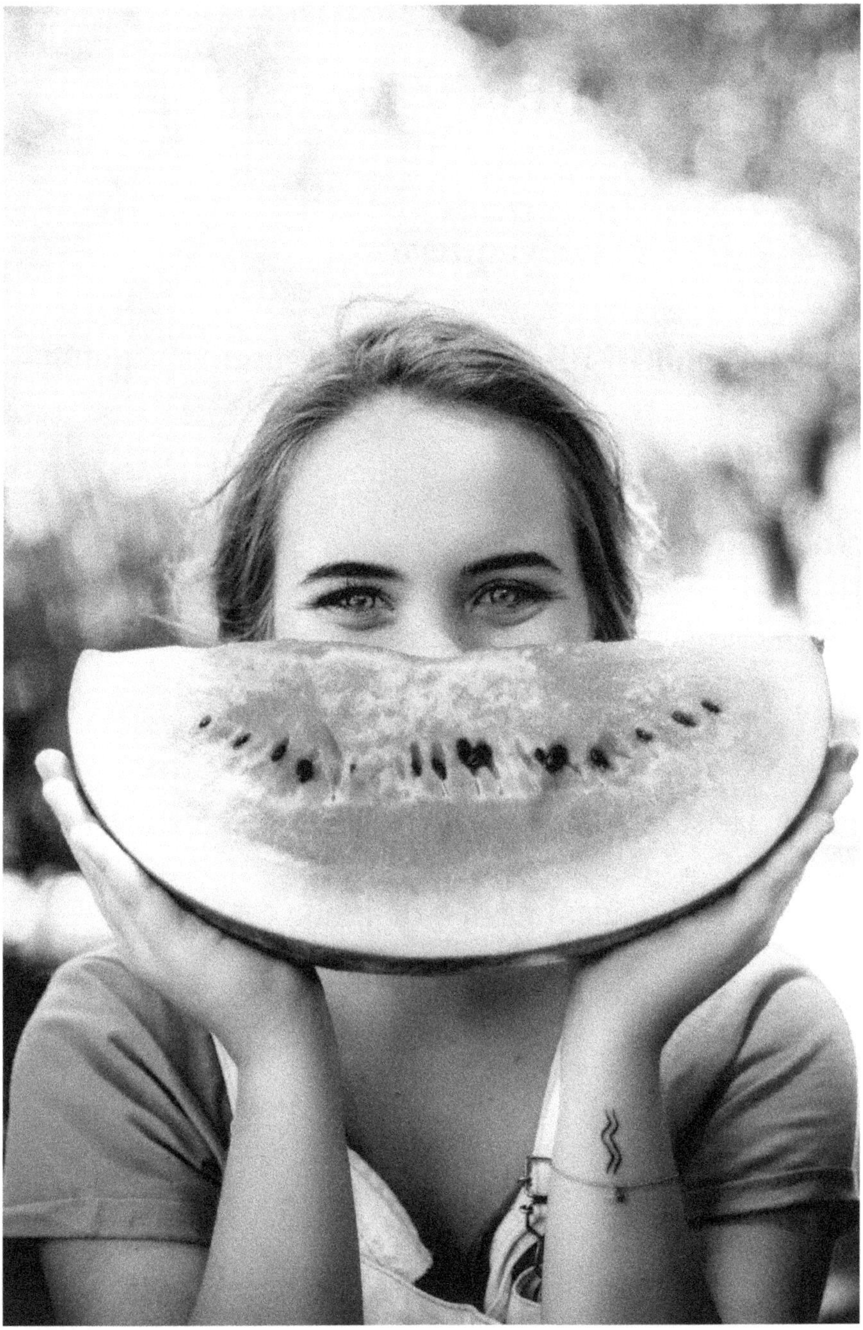

Alubias y lentejas

21. Caviar vaquero

Preparación: 10 minutos **Cocción:** 6 minutos

Raciones: 4

Ingredientes:

- ½guisantes de ojo negro • 1 taza de agua
- 4 tomates picados
- 1 cucharada de vinagre de sidra de manzana
- 1 cucharada de zumo de limón
- 1 chile jalapeño picado
- ½taza de perejil fresco picado
- 2 cucharadas de aceite de oliva
- ½cucharadita de sal

Direcciones:

7. En la olla instantánea combina los guisantes de ojo negro y el agua. Cierra la tapa.
8. Ponga el modo manual y cocine a presión durante 6 minutos. Luego haga una liberación rápida de la presión.
9. En el bol de la batidora mezcle los tomates picados, el chile jalapeño, el perejil y el vinagre de sidra de manzana.
10. Cuando los guisantes de ojo negro estén fríos, añádelos a la mezcla de tomate.
11. Añade el aceite de oliva, la sal y el zumo de limón.
12. Mezcle el caviar con cuidado antes de servirlo.

Valor nutricional/porción: calorías 99, grasa 7,5, fibra 2,4, carbohidratos 7,6, proteínas 2,1

22. Chili Chipotle con Salsa Picante

Tiempo de preparación: 10 minutos **Tiempo de cocción:** 15 minutos **Raciones:** 4

Ingredientes:

- 1 cucharada de mantequilla de almendras
- ½taza de champiñones picados
- 1 cucharadita de polvo de chipotle
- 1 taza de frijoles negros, enlatados
- ¼detaza de salsa picante
- 1 taza de salsa de tomate • ½taza de agua
- 2 dientes de ajo picados
- 1 tomate picado
- 1 pimiento rojo picado

Direcciones:

6. Derretir la mantequilla de almendras en la

olla instantánea en el modo Saute.

7. Añade los champiñones, el ajo picado, el tomate y el pimiento. Saltear las verduras durante 10 minutos.
8. A continuación, espolvorear la mezcla con polvo de chipotle.
9. Agregue la salsa picante, la salsa de tomate, el agua y los frijoles negros.
10. Mezclar con cuidado. Cerrar la tapa.
11. Ponga el modo manual y cocine el chile durante 5 minutos más. A continuación, haga una liberación rápida de la presión.
12. Enfríe el chile cocido durante 5-10 minutos antes de servirlo.

Valor nutricional/porción: calorías 223, grasa 3,3, fibra 9,4, carbohidratos 38,2, proteínas 13

23. Chili de Frijoles Vaqueros con Tempeh

Tiempo de preparación: 15 minutos **Tiempo de cocción** 35 minutos **Raciones:** 4

Ingredientes:

- 7 oz de tempeh, picado
- 1 cucharada de aceite de oliva
- 1 cucharadita de sal
- ¼detaza de cebolla picada
- 2 tazas de frijoles vaqueros, enlatados
- ½taza de agua
- ½taza de zumo de tomate
- 1 cucharadita de pimentón
- 1 cucharadita de cúrcuma
- 1 cucharadita de pimienta negra molida

- ½taza de tomates en conserva

Direcciones:

7. Saltea la cebolla con aceite de oliva en la olla instantánea durante 5 minutos.
8. A continuación, añade el tempeh picado, la sal, las judías vaqueras, el agua, el zumo de tomate, el pimentón, la cúrcuma y la pimienta negra molida.
9. Añada los tomates enlatados y mezcle la mezcla suavemente. Cerrar la tapa.
10. Cocinar la guindilla en modo salteado durante 30 minutos.
11. Cuando termine el tiempo, abra la tapa y enfríe el chile durante 10 minutos.

Valor nutricional/porción: calorías 160, grasa 9,2,

fibra 2,9, carbohidratos 12,4, proteínas 10.9

24. Crema de alubias rojas

Tiempo de preparación: 10 minutos **Tiempo de cocción:** 25 minutos **Raciones:** 4

Ingredientes:

- 2 tazas de alubias rojas
- 2 tazas de agua
- 2 tazas de leche de almendras
- 1 cucharada de aceite de coco
- 1 cucharadita de sal
- 1 cucharada de pasta de tomate
- 1 diente de ajo pelado
- 1 cucharada de condimento para tacos

8. Coloque los frijoles rojos, el agua, la leche

de almendras, el aceite de coco, la sal, la pasta de tomate, el diente de ajo y el condimento para tacos en la olla instantánea.

9. Mezclar los ingredientes hasta que sean homogéneos.
10. Cierre y selle la tapa. Ponga el modo manual y cocine la comida durante 25 minutos. A continuación, utilice la liberación rápida de la presión.
11. Mezclar suavemente los riñones antes de servir.

Valor nutricional/porción: calorías 620, grasa 33, fibra 16,8, carbohidratos 64,1, proteínas

23.7

25. Tacos picantes con frijoles

Tiempo de preparación: 10 minutos **Tiempo de cocción:** 15 minutos **Raciones:** 2

Ingredientes:

- 4 oz de col roja, rallada
- 1 cucharada de pasta de tomate
- ¼decebolla, picada
- 1 cucharadita de aceite de oliva
- 1 chile jalapeño picado
- 1/3 de taza de frijoles negros, enlatados
- ½taza de agua • ½cucharadita de sal
- 1 cucharada de mayonesa vegana
- 2 tacos

Direcciones:

6. Mezcle la pasta de tomate, la sal, el agua,

los frijoles negros, el chile jalapeño y la cebolla picada en la olla instantánea.

7. Añade el aceite de oliva y cierra la tapa. Saltea los ingredientes durante 15 minutos en el modo Saute.
8. A continuación, enfriar la mezcla de frijoles hasta la temperatura ambiente.
9. Rellena las conchas de los tacos con la mezcla de frijoles y la col roja.
10. Rociar los tacos con mayonesa antes de servir.

Valor nutricional/porción: calorías 276, grasa 9,1, fibra 8,1, carbohidratos 40,3, proteínas

9.8

Sopas y guisos

26. Sopa de lentejas

Tiempo de preparación: 15 minutos **Tiempo de cocción:** 15 minutos **Raciones:** 2

Ingredientes:

- 1 taza de lentejas rojas
- 1 patata picada en trozos pequeños
- ½cebolla picada
- 5 tazas de agua
- 1 cucharadita de sal
- 1 cucharadita de pimienta negra molida
- 1 cucharada de aceite de coco
- 1 cucharadita de copos de chile
- 1 cucharada de pasta de tomate

Direcciones:

16. Derretir el aceite de coco en el modo Saute.
17. A continuación, añada la cebolla y la patata picada.
18. Saltear las verduras durante 7 minutos.
19. Después, espolvorear las verduras con sal, pimienta negra molida, copos de chile y pasta de tomate.
20. Mezclar la mezcla hasta que adquiera el color rojo. Añadir las lentejas.
21. Añadir agua y mezclar de nuevo. Cerrar y sellar la tapa.
22. Ponga el modo manual y cocine

la sopa durante 8 minutos. A continuación, deje que se libere la presión de forma natural durante 10 minutos.

Valor nutricional/porción: calorías 483, grasa 8, fibra 32,4, carbohidratos 77,3, proteínas 27.3

27. Sopa de calabaza y jengibre

Tiempo de preparación: 10 minutos **Tiempo de cocción:** 10 minutos **Raciones:** 5

Ingredientes:

- 3 tazas de leche de coco
- 2 tazas de calabaza picada
- 1 cucharada de jengibre fresco, pelado y picado
- 1 cucharadita de cúrcuma • 1 cucharadita de sal
- 1 cucharadita de pimentón • 1 diente de ajo picado
- 1 cucharada de aceite de oliva
- ½cucharadita de nuez moscada molida • 1 taza de agua
- 1 cucharadita de jengibre molido

Direcciones:

17. En la olla instantánea, ponga la leche de coco. La calabaza, el jengibre fresco, la cúrcuma, la sal, el pimentón, el ajo picado, el aceite de oliva, la nuez moscada molida, el agua y el jengibre molido.

18. Cierre y selle la tapa y programe el modo manual durante 10 minutos.

19. Cocinar la sopa.

20. Cuando se acabe el tiempo, utilice la liberación rápida de la presión.

21. Abrir la tapa y batir la sopa con la ayuda de la batidora de inmersión.

22. Cuando la mezcla esté suave, la sopa estará cocida.

Valor nutricional/porción: calorías 388, grasa 37,4, fibra 4,7, carbohidratos 15,8, proteína 4.1

28. Minestrone

Tiempo de preparación: 15 minutos **Tiempo de cocción:** 15 minutos **Raciones:** 4

Ingredientes:

- 2 cucharadas de mantequilla de almendras
- 1 cebolla roja picada
- 1 cucharada de ajo picado
- 1 cucharadita de pasta de tomate
- 5 oz de zanahoria picada
- 4 oz de apio, picado
- 1 calabacín picado
- 1 taza de tomates picados
- 1 cucharadita de sal
- 1 cucharadita de tomillo
- 1 cucharadita de pimienta negra molida

- ½cucharadita de nuez moscada molida
- 1 taza de alubias rojas, enlatadas y escurridas
- 1 hoja de laurel
- ½taza de espinacas
- ¼detaza de pasta de codo
- 4 tazas de agua

Direcciones:

15. Derretir la mantequilla de almendras en la olla instantánea en el modo Saute.
16. Añadir la cebolla picada, el ajo picado, la pasta de tomate, la zanahoria picada y el apio.
17. A continuación, añada los calabacines y los tomates.

18. Espolvorear la mezcla con sal, tomillo, pimienta negra molida y nuez moscada. Mezclar bien la mezcla.
19. Añade el agua, la pasta de codo y la hoja de laurel.
20. Cierre y selle la tapa.
21. Ponga el modo de alta presión y cocine la sopa durante 5 minutos.
22. A continuación, deje que se libere la presión de forma natural durante 10 minutos.
23. Mientras tanto, picar las espinacas.
24. Abre la tapa de la olla instantánea y añade las espinacas picadas.

25. Cocine el minestrone en modo Saltear durante 10 minutos más.

Valor nutricional/porción: calorías 273, grasa 5,5, fibra 11,4, carbohidratos 44,5, proteínas 14,7

29. Sopa de zanahoria

Tiempo de preparación: 10 minutos **Tiempo de cocción:** 10 minutos **Raciones:** 4

Ingredientes:

- ½ limón
- 3 tazas de caldo de verduras
- 2 tazas de zanahoria picada
- 1 oz de jengibre, pelado y picado
- ½cebolla picada
- 1 cucharadita de tomillo
- 1 cucharadita de sal
- ¼detaza de crema de coco
- 1 cucharada de aceite de coco

Direcciones:

15. Coloca el aceite de coco, el

jengibre picado y la cebolla en la olla instantánea.

16. Ponga el modo de saltear y cocine los ingredientes durante 3-5 minutos. Remuévalos de vez en cuando.

17. Después de esto, añada la zanahoria.

18. Espolvorear las verduras con tomillo y sal, mezclarlas arriba.

19. Añade el caldo de verduras y cierra la tapa.

20. Poner el modo de alta presión (modo manual) y cocinar la sopa durante 6 minutos.

21. A continuación, utilice la liberación rápida de la presión.

22. Abra la tapa y alise la mezcla con la ayuda de la batidora de inmersión.

23. Añadir la crema de coco y mezclar la sopa.

Valor nutricional/porción: calorías 148, grasa 8,5, fibra 3,2, carbohidratos 14,1, proteínas 5.3

30. Sopa de col rizada y boniato

Preparación: 10 minutos **Cocción:** 15 minutos

Raciones: 2

Ingredientes:

- 1 boniato picado • 2 tazas de col rizada
- ½taza de leche de almendras • 2 tazas de caldo de verduras
- 1 cucharadita de cilantro molido
- 1 cucharadita de aceite de oliva
- ¼cucharadita de ajo picado
- ½cucharadita de condimento italiano

Direcciones:

14. Picar la col rizada.
15. A continuación, vierta el aceite de oliva en la olla instantánea.

16. Añade el boniato picado y saltéalo en modo "Saute" durante 10 minutos. Mézclalo cada 2 minutos.

17. A continuación, espolvoree los boniatos con cilantro molido, ajo picado y condimento italiano.

18. Añade la col rizada picada, la leche de almendras y el caldo de verduras. Cierra y sella la tapa.

19. Ponga el modo manual (alta presión) y cocine la sopa durante 4 minutos.

20. Cuando se acabe el tiempo, deje que se libere la presión natural.

21. Enfriar la sopa hasta la temperatura ambiente antes de

servirla.

Valor nutricional/porción: calorías 254, grasa 17,1, fibra 4,7, carbohidratos 23,9, proteínas 4,5

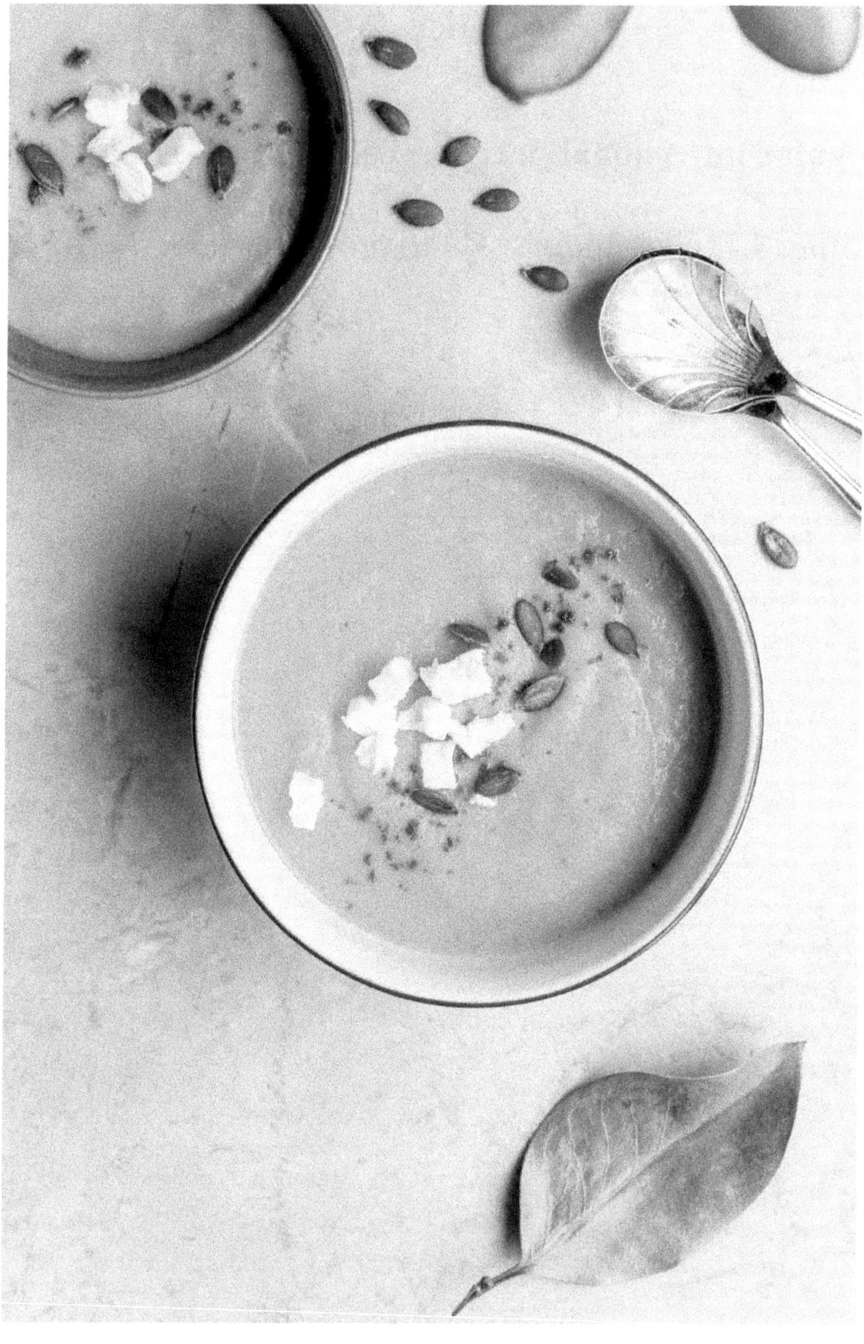

Platos principales

31. Tamales de patata

Tiempo de preparación: 25 minutos **Tiempo de cocción:** 12 minutos **Raciones:** 4

Ingredientes:

- 1 taza de puré de patatas
- 8 hojas de maíz
- ½taza de guisantes verdes cocidos
- ¼cucharadita de ajo picado
- 1 oz de cebolla, cortada en dados, frita
- 1 cucharadita de condimento italiano
- ¼decucharadita de canela molida
- ½taza de aceite de coco
- ½cucharadita de levadura en polvo

- ½taza de caldo de verduras
- 1 taza de masa harina
- 1 taza de agua caliente
- 1 taza de agua, para cocinar

Direcciones:

17. Hacer la masa de los tamales: triturar los guisantes verdes. Mezclar el puré de guisantes, el puré de patatas, el ajo picado, la cebolla frita, el condimento italiano, la canela molida, el polvo de hornear, el aceite de coco, el caldo de verduras y la masa de harina.

18. Mezclar la masa con cuidado con la ayuda de la cuchara de madera.

19. Cuando la mezcla esté suave y homogénea, estará cocida.

20. Colocar las hojas de maíz en agua caliente durante 10-15 minutos.

21. A continuación, sáquelos del agua y séquelos suavemente con una toalla de papel.

22. Rellena las hojas de maíz con la masa de tamal y envuélvelas.

23. Vierta agua en la olla instantánea e inserte la rejilla para cocinar al vapor.

24. Coloque los tamales en la rejilla, cierre y selle la tapa.

25. Cocine la comida en modo vapor durante 12 minutos. A continuación, deje que se libere la presión de forma natural durante 10

minutos.

Valor nutricional/porción: calorías 414, grasa 30, fibra 3,9, carbohidratos 35,9, proteínas5,1

32. Tofu Saag con Espinacas

Tiempo de preparación: 10 minutos **Tiempo de cocción:** 16 minutos **Raciones:** 4

Ingredientes:

- 1 libra de tofu firme, cortado en cubos
- 4 tazas de espinacas picadas
- 2 tazas de col rizada, picada
- 1 cucharadita de aceite de oliva
- 7 cucharadas de agua
- 1 chile jalapeño picado
- 1 cebolla roja picada
- 1 cucharadita de jengibre rallado
- 1 cucharadita de hierba de limón
- 1 cucharada de harina de maíz
- 4 cucharadas de agua

Direcciones:

11. Vierta el aceite de oliva en la olla instantánea.

12. Añade la cebolla picada, el jengibre rallado, la hierba limón, el chile jalapeño picado y cocina en el modo de salteado durante 5 minutos.

13. Añade las espinacas y la col rizada picadas.

14. A continuación, añadir 7 cucharadas de agua, mezclar la mezcla.

15. Cocerlo durante 10 minutos en modo salteado.

16. Mientras tanto, bata el agua con

la harina de maíz.

17. Después de 10 minutos, añadir el líquido de la harina de maíz en la mezcla de espinacas. Remover bien.

18. Triturar con la ayuda de la batidora de inmersión.

19. Añade el tofu en cubos. Mezclar la comida y cerrar la tapa.

20. Cocínelo a alta presión durante 1 minuto. A continuación, haga una liberación rápida de la presión.

21. Abrir la tapa y remover suavemente la comida.

Valor nutricional/porción: calorías 133, grasa 6,2, fibra 3,1, carbohidratos 11,1, proteínas

11.7

33. Tofu Matar

Tiempo de preparación: 15 minutos **Tiempo de cocción:** 7 minutos **Raciones:** 2

Ingredientes:

- 8 oz de tofu firme, cortado en cubos
- 1 cucharadita de semillas de comino
- 1 cucharadita de cúrcuma
- 1 cucharadita de pimentón
- 1 cucharadita de jengibre molido
- 1 cucharadita de chile en polvo
- 1 cucharadita de pasta de tomate
- 1 tomate picado
- 1 cucharadita de cilantro molido
- 1 cucharadita de aceite de coco
- 1 cucharadita de ajo picado

- 1 cucharada de yogur de almendras
- ½taza de agua
- 1 cucharadita de garam masala
- ¼detaza de guisantes verdes

Direcciones:

12. Poner el aceite de coco en la olla instantánea.
13. Añade todas las especias, el ajo picado, el tomate y los guisantes.
14. Remueva la mezcla y cocínela en modo salteado durante 3-4 minutos. Remover de vez en cuando.
15. A continuación, añada la pasta de tomate y el agua.
16. Añade el tofu en cubos y cierra la

tapa.

17. Cocine la comida en modo de alta presión durante 2 minutos. A continuación, deje que se libere la presión de forma natural durante 5 minutos más.

18. Abra la tapa y añada el yogur de almendras.

19. Mezcla la comida.

Valor nutricional/porción: calorías 179, grasa 10,2, fibra 3,7, carbohidratos 13,8, proteína 11.9

34. Tofu Tso's

Tiempo de preparación: 15 minutos **Tiempo de cocción:** 5 minutos **Raciones:** 2

Ingredientes:

- 1 libra de tofu firme
- ½cucharadita de almidón de maíz
- ½cucharadita de ajo picado
- ½cucharadita de jengibre picado
- 6 cucharadas de salsa de soja
- 2 cucharadas de salsa de pescado
- 1 cucharadita de aceite de oliva
- 1 cucharada de vinagre de sidra de manzana
- ½cucharadita de azúcar moreno
- ½cucharadita de chile rojo
- ¼detaza de agua

Direcciones:

12. Cortar el tofu en cubos grandes.

13. A continuación, bata el agua, el almidón de maíz, la salsa de soja, la salsa de pescado, el vinagre de sidra de manzana, el azúcar moreno, la guindilla roja, el ajo picado y el jengibre picado.

14. A continuación, se introduce el tofu picado en esta mezcla.

15. Dejar marinar el tofu durante 15 minutos.

16. Mientras tanto, precalienta la olla instantánea en modo Saltear.

17. Añadir aceite de oliva.

18. A continuación, coloca los cubos

de tofu en la olla instantánea. Cocínalos durante 1 minuto por cada lado.

19. Añadir el resto de la marinada y cerrar la tapa.

20. Poner el modo manual (alta presión) y cocinar una comida durante 1 minuto.

21. Haga una rápida liberación de la presión.

22. Pasar la comida cocinada a los cuencos para servir y cubrir con la salsa.

Valor nutricional/porción: calorías 221, grasa 11,9, fibra 2,5, carbohidratos 10,4,

proteínas 22,6

35. Cubos de tofu en salsa de cacahuete

Tiempo de preparación: 10 minutos **Tiempo de cocción** 3 minutos **Raciones:** 4

Ingredientes:

- 10 oz de tofu firme, cortado en cubos
- ¼de taza de agua
- ½cucharadita de sal
- 1 cucharadita de pimienta negra molida
- 1 cucharada de aceite de oliva
- ½cucharadita de harina de maíz
- 4 cucharadas de mantequilla de cacahuete
- 5 cucharadas de yogur de almendras
- ½cucharadita de polvo de curry
- 1 cucharada de salsa de soja
- ¼de taza de cacahuetes picados

- ½cucharadita de romero seco

Direcciones:

16. Espolvoree el tofu con sal y colóquelo en la olla instantánea.
17. Añade agua y cierra la tapa.
18. Cocine el tofu en modo de alta presión durante 1 minuto. A continuación, utilice la liberación rápida de la presión.
19. Mientras tanto, prepare la salsa: bata la pimienta negra molida, la harina de maíz, la mantequilla de cacahuete, el yogur de almendras, el curry en polvo, la salsa de soja y el romero seco.
20. Añadir los cacahuetes picados.
21. Pasa el tofu al bol y limpia la olla

instantánea.

22. Añadir aceite de oliva en la olla instantánea.

23. A continuación, añada el tofu y la salsa de cacahuete.

24. Remover los ingredientes suavemente.

25. Cierre y selle la tapa.

26. Cocine la comida durante 2 minutos en modo manual. A continuación, utilice la liberación rápida de la presión.

27. Pasar el tofu a los platos de servir y cubrir con la salsa.

Valor nutricional/porción: calorías 245, grasa 19,8, fibra 2,9, carbohidratos 8,4, proteínas

12.8

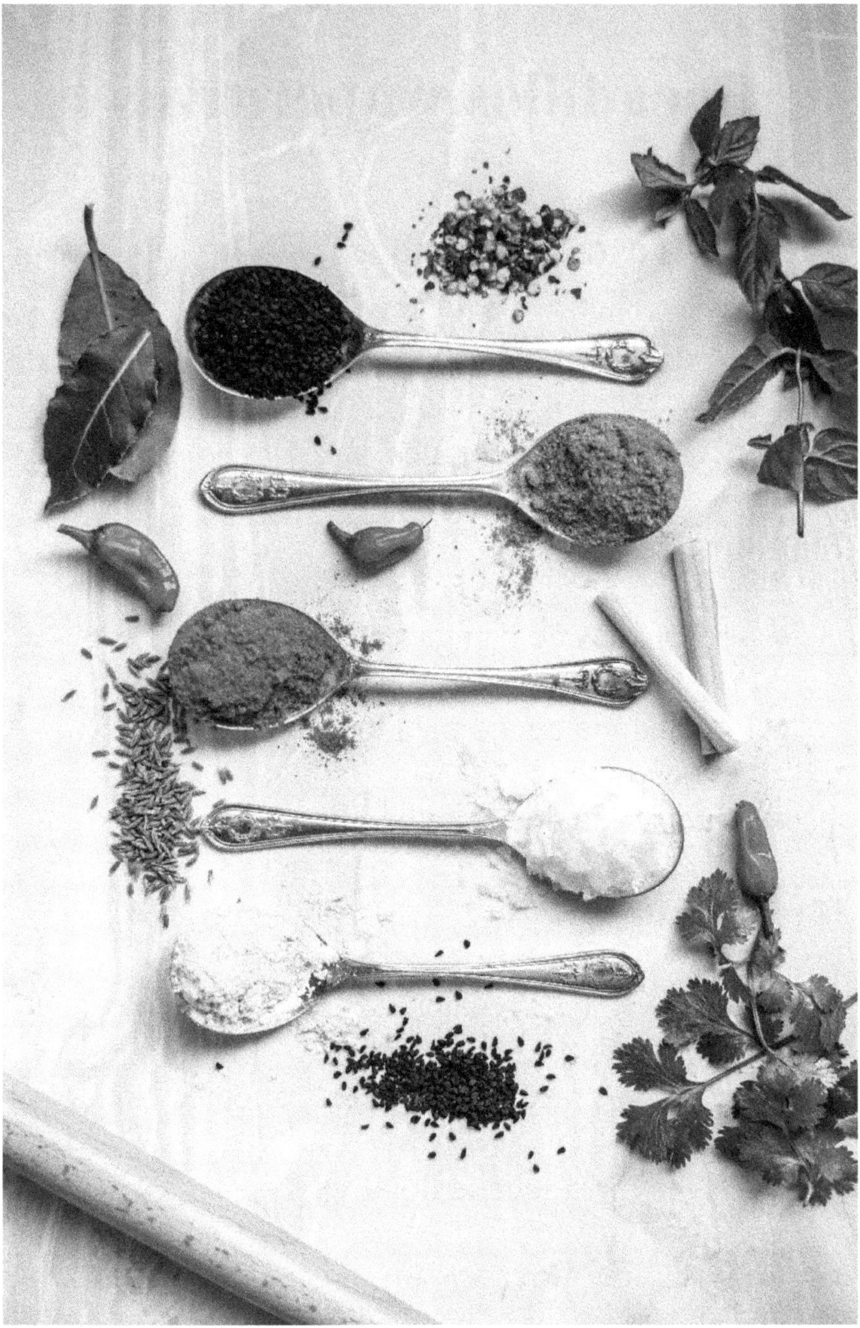

Bocadillos y aperitivos

36. Tostadas de ajo

Tiempo de preparación: 5 minutos **Tiempo de cocción:** 2 minutos **Raciones:** 4

Ingredientes:

- 4 rebanadas de pan gris
- 1 cucharada de ajo picado
- 1 cucharada de aceite de oliva

Direcciones:

13. Precalentar la olla instantánea. Cuando esté caliente, añade el aceite de oliva.
14. A continuación, añada las rebanadas de pan y cocínelas en modo salteado

durante 1 minuto por cada lado.

15. Saque las rebanadas de pan de la olla instantánea y frótelas con ajo picado por cada lado.

16. Servir las tostadas calientes.

Valor nutricional/porción: calorías 153, grasa 8, fibra 0, carbohidratos 17,7, proteínas 3,1

37. Sándwich de quinoa

Tiempo de preparación: 10 minutos **Tiempo de cocción:** 5 minutos **Raciones:** 2

Ingredientes:

- 4 rebanadas de pan
- ¼detaza de quinoa
- ½taza de agua
- 1 cucharadita de sal
- 1 cucharada de mayonesa vegana
- ½cucharadita de pimentón
- 1 oz de microverduras

Direcciones:

13. Coloca el agua, la sal y la quinoa en la olla instantánea.
14. Cierre y selle la tapa.

15. Ponga el modo manual y cocine la quinoa durante 5 minutos. A continuación, deje que se libere la presión de forma natural.

16. Abrir la tapa y transferirla al recipiente de mezcla.

17. Añade el pimentón y la mayonesa vegana. Mezclar.

18. Untar 2 rebanadas de pan con la mezcla de quinoa. Añade los microgreens y cubre con el resto de las rebanadas de pan para obtener sándwiches.

Valor nutricional/porción: calorías 148, grasa 3,7, fibra 2,7, carbohidratos 24,1, proteínas

5

38. Garbanzos crujientes

Tiempo de preparación: 10 minutos **Tiempo de cocción:** 57 minutos **Raciones:** 4

Ingredientes:

- 7 oz de garbanzos
- 4 tazas de agua
- 1 cucharadita de sal
- 1 cucharada de condimento para tacos
- 1 cucharada de aceite de oliva
- 1 cucharadita de pimienta negra molida

Direcciones:

12. Coloca los garbanzos, la sal y el agua en la olla instantánea. Cierra y sella la tapa.
13. Cocer los garbanzos en modo manual (alta presión) durante 50 minutos.

14. A continuación, utilice la liberación rápida de la presión y abra la tapa.

15. Escurrir el agua y secar los garbanzos con la ayuda del papel de cocina.

16. A continuación, añada el aceite de oliva, el condimento para tacos y la pimienta negra molida.

17. Mezclar la mezcla.

18. Cocínelo en modo salteado durante 7 minutos. Remover de vez en cuando.

19. Enfriar un poco los garbanzos cocidos y pasarlos a la fuente de servir.

Valor nutricional/porción: calorías 219, grasa 6,5, fibra 8,8, carbohidratos 31,9, proteínas

9.6

39. Borek turco vegano

Tiempo de preparación: 10 minutos **Tiempo de cocción:** 16 minutos **Raciones:** 6

Ingredientes:

- 3 tazas de espinacas picadas
- 1 cucharada de aceite de coco
- 1 cucharadita de sal
- 1 cucharadita de pimienta negra molida
- 4 oz de masa filo

12. Coloca las espinacas, la sal y el aceite de coco en la olla instantánea.

13. Cocine los ingredientes en modo salteado durante 10 minutos. Remuévalos de vez en cuando.

14. A continuación, transfiere las espinacas a la masa filo y hazla rodar.
15. Coloque la masa enrollada en la olla instantánea y cocínela durante 3 minutos por cada lado en modo Saltear.
16. El borek cocido debe tener un color marrón claro.
17. Cuando el borek esté cocido, córtelo en trozos para servir.

Valor nutricional/porción: calorías 80, grasa 3,5, fibra 0,8, carbohidratos 10,7, proteínas

1.8

40. Cecina vegana

Tiempo de preparación: 20 minutos **Tiempo de cocción** 3 horas **Raciones:** 2

Ingredientes:

- 5 oz de tempeh, cortado en cuñas
- 1 cucharadita de salsa BBQ
- 1 cucharadita de salsa de soja
- 1 cucharadita de zumo de limón
- 1 cucharadita de chile
- ½cucharadita de azúcar moreno
- 1 cucharadita de aceite de oliva

Direcciones:

11. Prepare la marinada: en el bol bata la salsa BBQ, la salsa de soja, el zumo de limón, la guindilla, el azúcar moreno y el aceite

de oliva.

12. Coloque las cuñas de tempeh en la marinada y déjelas marinar durante 15 minutos.

13. Después de esto, secar las cuñas de tempeh con la ayuda de la toalla de papel y transferir en la olla instantánea.

14. Cierre la tapa y cocine la cecina en modo de cocción lenta durante 3 horas.

Valor nutricional/porción: calorías 167, grasa 10, fibra0,2, carbohidratos 8,9, proteínas 13,4

Salsas y rellenos

41. Relleno de pimienta de cayena

Tiempo de preparación: 5 minutos **Tiempo de cocción:** 15 minutos **Raciones:** 2

Ingredientes:

- 1 boniato, pelado y picado
- 1 pimienta de cayena picada
- ½ taza de agua • 1 cucharada de yogur de almendras
- 1 cucharadita de aceite de oliva • 1 zanahoria rallada
- 1 cucharadita de mostaza

Direcciones:

13. Vierte el aceite de oliva en la olla

instantánea y precaliéntala en modo Saute.

14. Añadir el boniato picado y la pimienta de cayena.

15. Saltear las verduras durante 5 minutos.

16. Añadir la zanahoria rallada y remover bien.

17. A continuación, vierte agua en la olla instantánea y añade la mostaza y el yogur de almendras. Mezclar la mezcla.

18. Cierre y selle la tapa.

19. Cocine el relleno en modo manual (alta presión) durante 5 minutos. A continuación, realice una rápida liberación de la presión y transfiera la comida al plato de

servicio.

Valor nutricional/porción: calorías 103, grasa 3,2, fibra 3,5, carbohidratos 17, proteínas1,9

42. Salsa de queso vegana

Tiempo de preparación: 10 minutos **Tiempo de cocción:** 6 minutos **Raciones:** 4

Ingredientes:

- 1 patata blanca, pelada y picada
- 1 boniato, pelado y picado
- 1 zanahoria picada
- ½taza de cacahuetes picados
- 1 cucharada de zumo de lima
- 1 cucharadita de sal
- 1 cucharadita de cebolla en polvo
- 1 cucharadita de pimienta negra molida
- 1 cucharadita de copos de chile
- ½cucharadita de orégano seco
- 1 cucharadita de albahaca seca

- 1 ½ taza de agua
- 1 cucharada de vinagre de sidra de manzana
- ¾detaza de leche de coco
- 1 cucharadita de levadura nutricional

Direcciones:

10. Poner en la olla instantánea: patata blanca picada, boniato, zanahoria y cacahuetes.
11. Añadir agua. Cerrar y sellar la tapa.
12. Cocine las verduras en modo manual (alta presión) durante 6 minutos.
13. A continuación, deje que se libere la presión de forma natural.
14. Abra la tapa. Transfiera el

contenido de la olla instantánea en el procesador de alimentos.

15. Añade el zumo de lima, la sal, la cebolla en polvo, la pimienta negra molida, los copos de chile, el orégano seco, la albahaca seca, el vinagre de sidra de manzana, la leche de coco y la levadura nutricional.

16. Bata la mezcla hasta que esté suave y homogénea.

17. Pasar la salsa de queso cocida a la fuente de servir.

Valor nutricional/porción: calorías 280, grasa 19,9, fibra 5,3, carbohidratos 21,9,

proteína 7,9

43. Relleno de remolacha y ajo

Tiempo de preparación: 20 minutos **Tiempo de cocción:** 10 minutos **Raciones:** 4

Ingredientes:

- 1 taza de remolacha, cortada en cubos
- 1 cucharada de ajo picado
- 1 cucharada de aceite de oliva
- 1 cucharada de zumo de lima
- ¼decucharadita de ralladura de lima
- 1 cucharada de perejil fresco picado
- 1 taza de agua

Direcciones:

14. Poner la remolacha y el agua en la olla instantánea.
15. Cierre y selle la tapa. Cocine las

verduras durante 10 minutos en modo manual (alta presión). A continuación, deje que se libere la presión de forma natural durante 10 minutos más.

16. Escurrir el agua y poner la remolacha en el bol.

17. Añadir el ajo, el zumo de lima, el aceite de oliva, la ralladura de lima y el perejil picado. Remover el relleno con cuidado y dejar marinar durante 10 minutos.

Valor nutricional/porción: calorías 53, grasa 3,6, fibra 1, carbohidratos 5,3, proteínas 0,9

44. Pesto de aguacate

Tiempo de preparación: 10 minutos **Tiempo de cocción:** 5 minutos **Raciones:** 7

Ingredientes:

- 2 tazas de espinacas picadas
- 1 cucharada de aceite de oliva
- 1 cucharadita de ajo picado
- 1 cucharada de albahaca fresca
- 1 cucharada de zumo de limón
- 1 aguacate, pelado y picado
- ¼detaza de aceite de sésamo • 1 cucharadita de sal
- ½cucharadita de pimienta de cayena

Direcciones:

15. Poner las espinacas picadas y el

aceite de oliva en la olla instantánea.

16. Añadir el zumo de limón y la sal. Remover bien.

17. Cocinar las verduras en modo salteado durante 5 minutos.

18. Poner las espinacas cocidas en la batidora.

19. Añadir el ajo picado, la albahaca fresca, el aguacate, el aceite de sésamo y la pimienta de cayena.

20. Mezclar la mezcla hasta que esté suave.

21. Verter la salsa pesto cocida en la salsera.

Valor nutricional/porción: calorías 148, grasa 15,5, fibra 2,2, carbohidratos 3, proteínas 0.9

45. Relleno de pera

Tiempo de preparación: 15 minutos **Tiempo de cocción:** 10 minutos **Raciones:** 4

Ingredientes:

- 2 tazas de peras picadas
- 1 cucharadita de canela molida
- ½cucharadita de clavo de olor molido
- 1 cucharada de jarabe de arce
- 2 cucharadas de azúcar moreno

Direcciones:

22. Coloque las peras en la olla instantánea.
23. Espolvorearlas con canela molida, clavo, jarabe de arce y azúcar moreno.
24. Mezclar bien las frutas y dejarlas

reposar durante 5-10 minutos o hasta que empiecen a dar jugo.

25. Después de esto, cocine el relleno en el modo Saute durante 10 minutos. Remuévalo de vez en cuando.

26. Enfríe bien el relleno.

Valor nutricional/porción: calorías 79, grasa 0,2, fibra 2,9, carbohidratos 20,7, proteínas

0.3

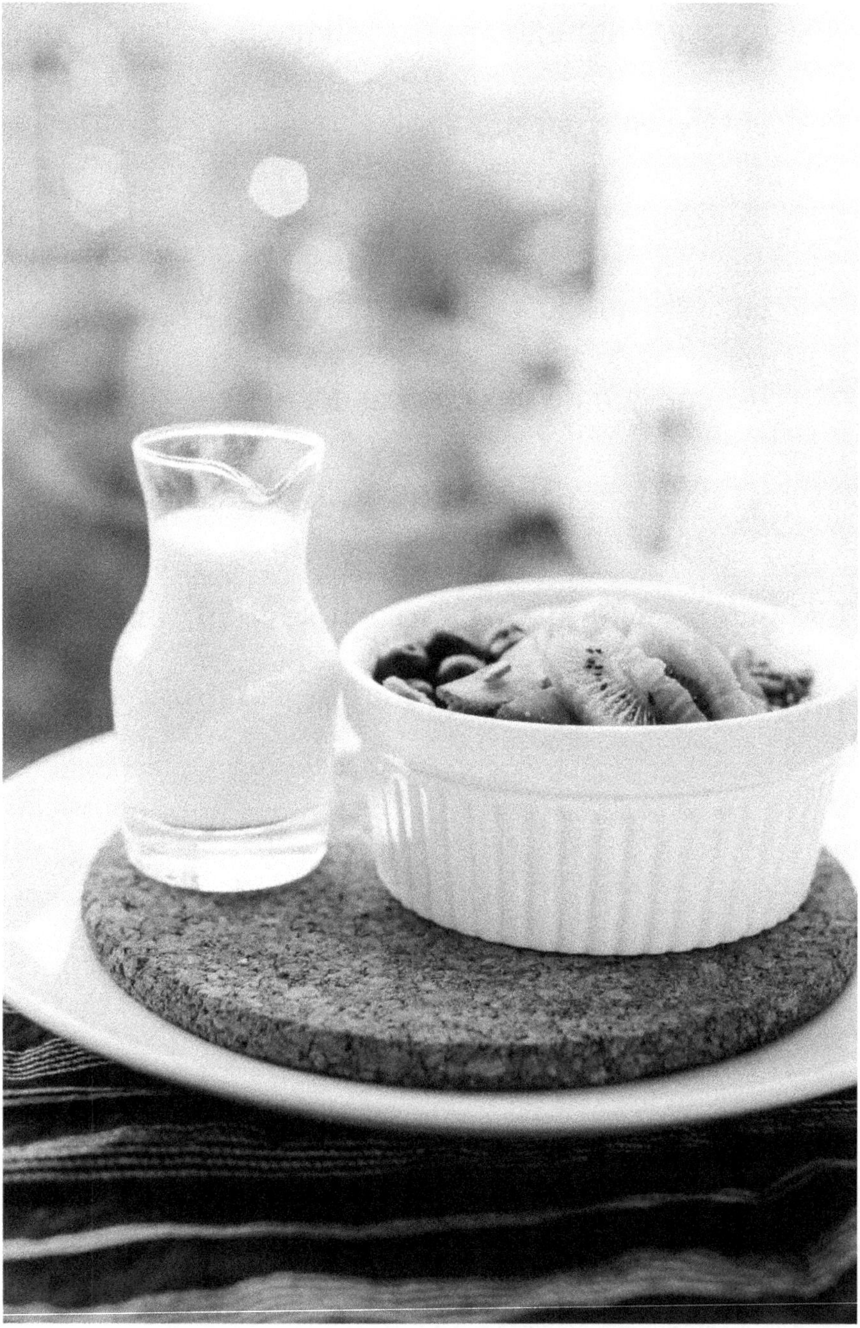

Postres

46. Natillas de vainilla

Preparación: 15 minutos **Cocción:** 10 minutos

Raciones: 3

Ingredientes:

- 1 taza de leche de almendras • 1 cucharada de maicena
- 2 cucharaditas de extracto de vainilla
- 2 cucharadas de azúcar
- ½cucharadita de canela molida
- 1 cucharada de mantequilla de almendras

Direcciones:

25. Precalienta la olla instantánea en modo Saltear.

26. Cuando esté caliente, vierte la leche de almendras en su interior.

27. Saltéalo hasta que empiece a hervir.

28. Añadir el extracto de vainilla, el azúcar y la canela molida. Remover bien y cocinar hasta que el azúcar se disuelva.

29. A continuación, añadir la maicena y batir el líquido con la ayuda del batidor de mano durante 3-4 minutos o hasta que empiece a estar espeso.

30. A continuación, añada la mantequilla de almendras y mézclela.

31. Pasar las natillas a los cuencos de

servir y dejar enfriar durante 10-15 minutos o al menos hasta la temperatura ambiente.

Valor nutricional/porción: calorías 266, grasa 22,1, fibra 2,5, carbohidratos 16,5, proteínas 3

47. Crema de vainilla y caramelo

Tiempo de preparación: 10 minutos **Tiempo de cocción:** 10 minutos **Raciones:** 2

Ingredientes:

- 1 taza de azúcar moreno
- 1 cucharadita de aceite de coco
- ½taza de crema de coco
- 1 cucharada de extracto de vainilla

Direcciones:

27. Precalentar la olla instantánea en modo Saltear.
28. A continuación, añada el azúcar moreno y empiece a derretirlo. No lo revuelva durante los primeros 2 minutos.
29. Cuando el azúcar empiece a

derretirse, añade el extracto de vainilla, el aceite de coco y la crema de coco.

30. Removerlo lenta y suavemente hasta que sea homogéneo.

31. Cocer el caramelo durante 5 minutos.

32. A continuación, vierte el postre en los tarros de cristal y déjalo enfriar hasta que esté a temperatura ambiente.

Valor nutricional/porción: calorías 452, grasa 16,6, fibra 1,3, carbohidratos 75,3, proteína 1,5

48. Gominolas de fresa

Tiempo de preparación: 10 minutos **Tiempo de cocción:** 10 minutos **Raciones:** 8

Ingredientes:

- ½taza de jarabe de fresa
- 3 tazas de agua
- 1 cucharadita de pectina de cítricos
- 3 cucharadas de gelatinas

Direcciones:

21. Combinar la gelatina con ½ taza de agua y remover. Dejar reposar hasta que la gelatina absorba toda el agua.
22. Mientras tanto, coloca el jarabe de fresa y toda el agua restante en la olla instantánea.

23. Precaliéntala en modo salteado y añade la pectina de cítricos. Remuévelo bien y no dejes que hierva.

24. A continuación, calentar la mezcla de gelatina en el microondas durante 2-3 segundos.

25. Añadir la gelatina derretida en el líquido de fresa caliente. Removerlo hasta que esté homogéneo.

26. Vierte el líquido en los moldes de silicona para gominolas.

27. Enfríe las gomitas hasta que estén sólidas (aproximadamente 2 a 3 horas). Guarde las gomitas en el lugar frío o en la nevera.

Valor nutricional/porción: calorías 88, grasa 0, fibra 0, carbohidratos 13, proteínas 9

49. Tarta de zanahoria

Tiempo de preparación: 20 minutos **Tiempo de cocción** 35 minutos **Raciones:** 6

Ingredientes:

- 1 taza de harina de trigo
- 1 taza de harina de almendras
- ½taza de zanahoria rallada
- 1 cucharada de extracto de vainilla
- 1 cucharadita de canela molida
- 1 cucharadita de nuez moscada molida
- ½cucharadita de clavo de olor molido
- ½taza de nueces picadas
- 4 cucharadas de azúcar moreno
- 1 cucharada de aceite de coco
- 1 cucharadita de levadura en polvo

- 1 cucharada de zumo de limón
- ½taza de leche de coco
- 1 taza de crema de coco
- ¼detaza de jarabe de arce
- Spray de cocina
- 1 taza de agua, para cocinar

Direcciones:

26. En la máquina de cocinar: combinar la harina de trigo y la harina de almendras. Añade el extracto de vainilla, la canela molida, la nuez moscada, el clavo molido, el azúcar moreno, el aceite de coco, la levadura en polvo, el zumo de limón y la leche de coco.

27. Empieza a mezclar la masa.

28. Cuando adquiera una textura homogénea, añadir la zanahoria rallada y las nueces. Mezclar la masa.

29. Vierta agua en la olla instantánea e inserte el trébol.

30. Rocíe el molde con oraciones de cocina desde el interior y transfiera la masa. Aplástela suavemente con la ayuda de una espátula.

31. A continuación, cúbralo con papel de aluminio, asegure los bordes y sujete con alfileres la superficie para conseguir pequeños agujeros.

32. Poner la sartén en el trébede y cerrar la tapa.

33. Cierre la tapa y ponga el modo manual (alta presión). Cocine el pastel durante 35 minutos. Después de esto, utilice la liberación rápida de la presión.

34. Abra la tapa, deseche el papel de aluminio y enfríe el pastel hasta que esté a temperatura ambiente.

35. Mientras tanto, bata la crema de coco y el jarabe de arce.

36. Cuando la crema esté suave y esponjosa, estará cocida.

37. Extiende la crema de coco sobre el pastel de zanahoria y córtalo en las porciones.

Valor nutricional/porción: calorías 481, grasa 24, fibra 2,9, carbohidratos 62,2, proteínas

6.9

50. Tarta de calabaza y especias

Tiempo de preparación: 20 minutos **Tiempo de cocción:** 16 minutos **Raciones:** 4

Ingredientes:

- 3 cucharadas de harina de trigo sarraceno
- 1 taza de harina de trigo
- 1 cucharada de extracto de vainilla
- 1 cucharadita de especias de calabaza
- 4 cucharadas de puré de calabaza
- 1 cucharadita de aceite de coco
- 1/3 de taza de azúcar
- ¼detaza de leche de almendras
- 1 taza de agua

Direcciones:

36. Combinar todos los ingredientes

secos en el bol de la batidora.

37. Después de esto, empieza a añadir los ingredientes húmedos: el extracto de vainilla, el puré de calabaza, el aceite de coco y la leche de almendras.

38. Mezclar la mezcla para obtener una masa líquida homogénea.

39. Vierta el agua e inserte el trébol en la olla instantánea.

40. A continuación, transfiera la masa líquida en el molde para tartas no pegajoso.

41. Coloque la sartén en el trébede y cúbrala con papel de aluminio.

42. Cierre y selle la tapa.

43. Cocine el pastel durante 16 minutos. A continuación, deje que se libere la presión de forma natural durante 10 minutos.

44. Abra la tapa y deseche el papel de aluminio, transfiera el pastel al plato de servir, enfríelo hasta que esté a temperatura ambiente y córtelo.

Valor nutricional/porción: calorías 255, grasa 5,3, fibra 2,2, carbohidratos 47,3, proteínas

4.5

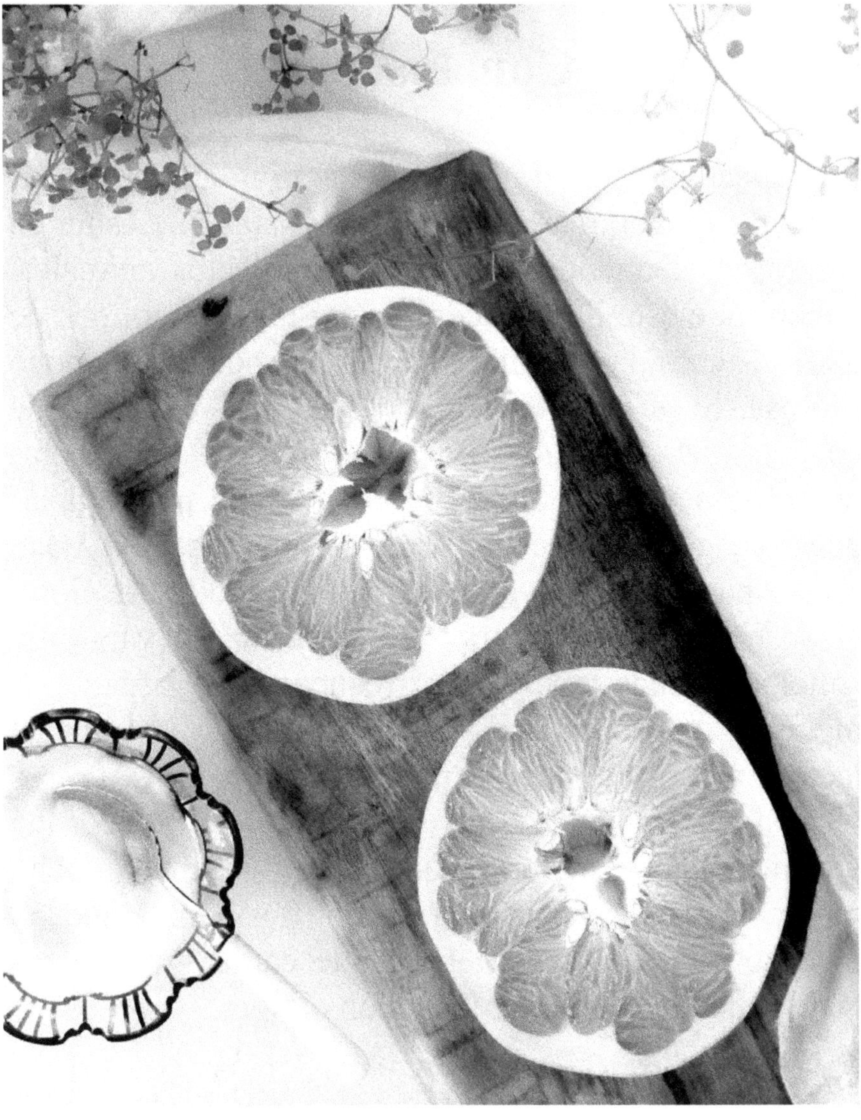

Conclusión:

En la actualidad, el mundo está dividido entre las personas que apoyan el veganismo y las que están en contra del abandono total de los productos animales. Espero que este libro pueda disipar tus estereotipos de que la comida vegetariana es monótona y poco sabrosa. Si ya has leído algunas páginas del libro de cocina, sabrás que incluye cientos de recetas magníficas y muy fáciles de cocinar. Se puede decir que esta guía de recetas veganas puede ser un buen regalo para todos los amantes de la comida deliciosa. Hoy en día, el veganismo es una forma de vida muy solicitada. Cada vez es más frecuente que la gente se niegue a consumir todo tipo de carne y productos lácteos y se limite a consumir frutas, verduras y otros productos. Es cierto que gracias al estilo de vida vegano puedes mejorar tu salud y sentirte mucho mejor. Se ha demostrado científicamente que el rechazo total de cualquier tipo de carne y productos lácteos puede ayudar a luchar con el tipo

Lightning Source UK Ltd.
Milton Keynes UK
UKHW021424310521
384684UK00002B/544

9 781802 894431